I0070491

NOUVEAU MODE

DE

TRAITEMENT DU CHOLÉRA

PAR LE

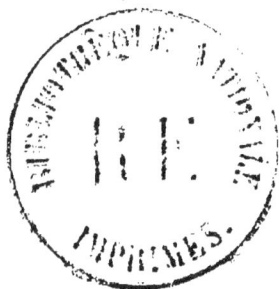
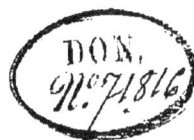

Dr L. SURDUN,

DOCTEUR EN MÉDECINE, ANCIEN INTERNE DES HOPITAUX,

EX-CHIRURGIEN AUXILIAIRE DE LA MARINE,

ANCIEN MÉDECIN DE L'ASSISTANCE PUBLIQUE DE MONTPELLIER

MONTPELLIER,

IMPRIMERIE RICARD FRÈRES, RUE COLLOT, 9

1892

34

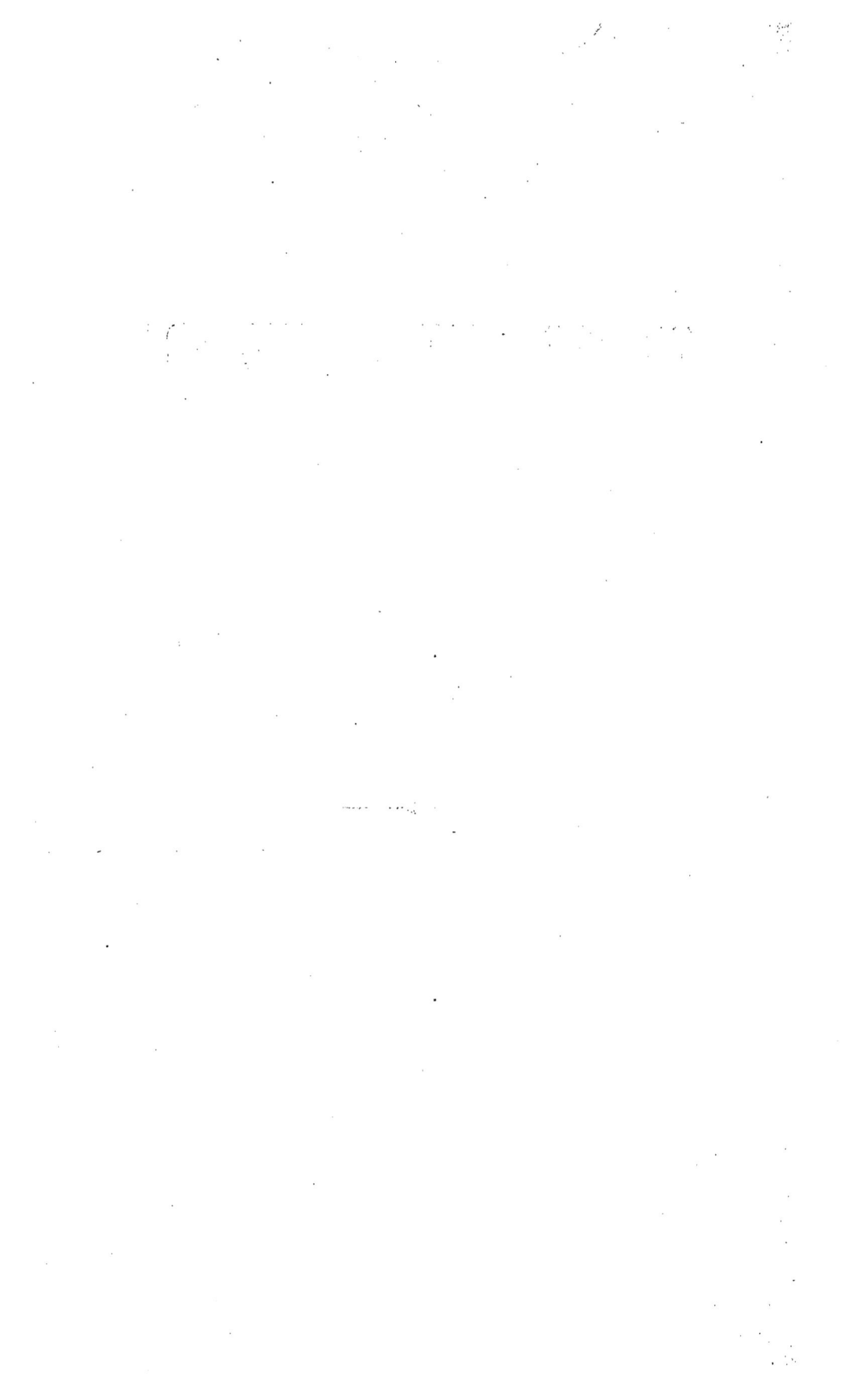

AVANT PROPOS

En 1853, alors que j'étais externe par concours et faisais fonction d'interne à l'Hôtel-Dieu de Marseille, pendant la plus grande épidémie de choléra que la *cité* phocéenne ait subie dans le cours de notre siècle, je fus chargé par mon chef de service, l'éminent Sirus Pirondi, de faire la statistique des décès cholériques. Malgré l'émigration de plus des deux tiers de la population, le chiffre des morts pendant une semaine atteignit trois cents.

Un an après, pendant la guerre d'Orient, outre le typhus, la pourriture d'hôpital, j'eus souvent l'occasion d'observer le choléra et notamment le foudroyant; car, au mois de Décembre, dans la mer Noire, avec dix-sept degrés de froid, étant le chirurgien du *Williams-Penn* où j'accompagnais huit cents hommes de troupe, à 7 heures du matin, à quelques bons milles de Sébastopol qui nous envoyait des boulets rouges, heureusement de trop loin, et par une mer démontée, ce qui forçait les soldats à s'encombrer dans les entreponts, on vint m'appeler pour voir un homme que l'on croyait mort; il était froid, les membres en état de résolution, le cœur ne battait plus, les cornées déjà flasques, ses vêtements étaient tout souillés de déjections; il était bien mort. Je venais à peine de faire cette constatation, qu'à l'autre extrémité de l'entrepont, je trouvai trois autres soldats algides, cyanosés et vomiturants; le temps d'aller à ma pharmacie composer un cordial avec de l'eau de menthe, une forte

dose de rhum, un peu de laudanum et une quantité déter-
minée de strychnine, remède prôné en ce temps, que je
trouvai trois cadavres. Mon remède en main je me faufilai
à travers les troupiers chancelants du roulis, et m'effor-
çais de distinguer les atteints du mal de mer de ceux qui
pouvaient avoir besoin de mes soins, tout illusoires
qu'ils fussent.

Bref, à 10 heures, j'avais neuf cadavres à bord et
une quinzaine de malades cholériques. Heureusement
nous parvenions alors à entrer dans Kamiesch après
avoir jeté nos morts à la mer.

Une fois le bateau évacué, je le fis désinfecter avec
de la poudre à canon, et le vapeur put continuer dé-
sormais ses transports de troupes sans cas de choléra.

Depuis ces époques mémorables, j'ai traversé des
périodes d'épidémies ou d'endémies cholériques plus ou
moins sérieuses jusqu'en 1860, où je fus nommé médecin de l'assistance publique à Montpellier, ce qui me
procura tout de suite une polyclinique considérable,
très propice à former l'expérience médicale ; et c'est en
soignant la cholérine des petits enfants, si fréquente
surtout vers la fin de l'été, chez les prolétaires et les in-
digents, que je conçus l'idée d'appliquer le mode de traitement que je propose aujourd'hui, au choléra des
adultes. A ce sujet, je ferai remarquer qu'à partir de la
3me année jusqu'à l'âge de 20 ans, en moyenne, je n'ai
observé aucun cas de cholérine ni de choléra. Cette
remarque peut être utile, je crois, à la nosogénie de
cette maladie.

Cet avant-propos est nécessaire à ma proposition
d'un nouveau mode de traitement du choléra ; car ce
traitement est d'une simplicité telle, presque exclusive-
ment diététique, que le plus grand nombre de médecins

qui le liront ici, pourraient croire qu'il est proposé par l'inexpérience.

Le choléra n'a pas encore son spécifique; les médecins sages ne le combattent qu'avec des moyens qui leur paraissent répondre à des indications ; ils sauvent des malades, mais ils n'ignorent point que des cholériques, des plus gravement atteints, se sont guéris sans secours aucun, aussi bien en Europe, qu'en Asie, qu'à la Mecque, etc.

Quant aux théories, aux systèmes, nous n'avons pas vu qu'on en eût justifiés.

La prophylaxie , les mesures hygiéniques sanitaires, l'antisepsie , ont donné déjà de beaux résultats qui certainement deviendront de plus en plus marquants.

De nos jours, le peu fortuné Espagnol, docteur Ferran, avait trouvé un virus anti-cholérique inoculable. Une foule d'Espagnols de deux sexes se sont fait inoculer pendant la dernière grande épidémie. Tout le bruit que cette découverte fit, s'est éteint avec l'épidémie cholérique.

Notre grand Pasteur couvre en ce moment de toute l'autorité de la science officielle un virus inoculable qui a servi à célébrer le courage d'un reporter Américain. Il faut croire que beaucoup de Français, à l'exemple des Espagnols, se feront inoculer le liquide doué de la propriété anti-cholérique.

Donc, en attendant la réalisation des promesses de la médecine expérimentale, et que le déterminisme soit applicable aussi bien aux miasmes du choléra qu'aux autres virus, force est de nous contenter de ce que nous donne la médecine d'observation, voire même l'empirisme.

I

Le choléra est le type le plus élevé du catarrhe gastro-intestinal pernicieux à génie malin.

Il est d'origine sporadique et endémique indienne. Épidémique : il peut devenir spontanément sporadique; endémique, épiæcique n'importe dans quel point du globe, en toutes saisons, selon les qualités de lieux, des eaux, de l'air, en définitive, des constitutions médicales.

Le choléra est maladie contagieuse, *miasmatique*, quels que soient ses degrés d'intensité ; il présente toujours les mêmes symptômes, les mêmes lésions fonctionnelles et anatomiques. Il débute, dans l'immensité des cas, par le simple catarrhe gastro-intestinal prémonitoire, s'arrête souvent à la cholérine, mais le plus souvent devient pernicieusement dynamique et peut finir par le collapsus complet, la mort foudroyante.

Certes tous les cholériques même très graves ne meurent pas ; le savoir et surtout le dévouement médical en ont guéri beaucoup, et c'est dans l'espoir que l'on en guérira davantage, que je propose le mode de traitement qui m'a donné *constamment* des succès, quand il m'a été possible de l'appliquer dans toute sa *rigueur*. Même dans les cas les plus graves, toutefois avant le collapsus complet, je suis parvenu à calmer les douleurs, à juguler la malignité, à guérir enfin la maladie et aussi les accidents consécutifs.

Ce traitement est d'une simplicité surprenante; mais il est souvent d'une application difficile, parce qu'il exige beaucoup d'énergie à la fois physique et morale, une sévérité inflexible, une confiance doublée de dévouement absolu : toutes qualités opposées à la peur. Je ne veux pas parler de la peur vulgaire, mais bien de cette peur, de cette émotivité par épuisement nerveux qui quelquefois surprend irrésistiblement les plus énergiques, les plus dévoués, comme nous l'avons vu en temps des grandes épidémies et particulièrement pendant les choléras.

La description que je vais donner, sous forme d'observation, de la maladie, de son traitement, développera toute ma pensée.

Je prends pour exemple un malade des plus gravement atteints de choléra dans des conditions de milieu les moins hygiéniques, les plus défavorables.

Un ouvrier s'est levé bien portant, est venu du travail, a dîné comme d'ordinaire, et retourné au travail; au bout de quelques heures, n'ayant commis aucun excès, pas plus hier qu'aujourd'hui, il est pris brusquement de vomissements, rend son dîner, se croit un instant soulagé de son malaise, mais presqu'aussitôt des borborygmes précédant des tranchées, des coliques très douloureuses précipitent des déjections très abondantes par saccades; inquiet, il n'est pas plutôt culotté qu'il se déculotte vivement; mais alors une sueur froide l'inonde, il se sent tout étourdi, il vomit de nouveau non plus des aliments mais un liquide blanchâtre sale; le malade chancelle, se sent mal, sa figure s'altère, frappe ses camarades qui veulent l'emmener, ses jambes fléchissent ou se contractent tour à tour par de terribles crampes; il gémit, il faut l'emporter chez lui, loin, là-bas dans un quartier très populeux, à rues étroites, à l'étage sous les toits.

En passant devant le mastroquet, assoiffé il avale gou-
luement un *mélange*, mais pas plus tard il vomit à
droite, à gauche, il se vide de partout, il se salit, il salit
ses camarades ; il n'était que temps d'arriver dans sa
chambre petite, basse, sans cheminée, ce meilleur sys-
tème d'aération ; il y a peu de meubles, beaucoup d'effets
pauvres de tous genres, tout salis, accrochés aux chaises,
aux murs tapissés de papiers, la moitié en lambeaux,
couverts de taches et souillures de toutes sortes, le lit
en bois occupe le plus d'espace, la paillasse est immense,
toute monticulée, le matelas insignifiant, les draps, les
couvertures à l'avenant. A peine le malade y est-il
couché, que des contractures abdominales, ou des membres inférieurs, les envies de vomir, l'agitent, réveillent
ses dernières énergies ; il veut se lever, les coliques le
tordent, il faut le retenir pour qu'il ne s'abatte de son
lit ; il grelotte, on le couvre par paquets d'effets ; d'une
voix éteinte il réclame sans cesse à boire ; on lui fait
prendre force mauvais thé ou café, relevé de méchant
rhum ; de rechef il vomit ; les contractures redoublent ;
il en a maintenant au cou, à la poitrine, aux bras, dans
les mains, les doigts. Le bruit de l'accident de ce pauvre
homme fait accourir voisins, surtout voisines, attirés
par le spectacle ou mus par une vraie pitié. On est allé
courir après un médecin. Enfin celui-ci arrive au milieu
de tout ce monde encombrant la chambrette, voit la
scène ; il a vite fait son diagnostic : facies anxieux, teint
presque livide, cyanosé, yeux en grands trous bistrés,
bouche mi-ouverte, lèvres collées aux gencives, langue
amincie, rouge, tremblante, presque froide, haleine
précipitée et froide, pouls suflaminable si ce n'est introu-
vable, arythmique, peau humide, froide, visqueuse,
mince, conservant le pli du pincement, décubitus

latéral, les cuisses, les orteils fléchis, les pouces
en adduction, livides surtout aux extrémités, doigts de
mort; bref cyanose générale, algidité imminente; la
voix éteinte qui clame la soif, toujours la soif. Encore
quelques heures, peut-être quelques instants, l'algidité
prononcera le collapsus.

Eh bien, il est temps encore !

Si ce cas de choléra morbus est isolé, le médecin n'aura
pas de difficulté à instituer le traitement.

Si le choléra règne en ville, surtout s'il est sporadique,
ou épiæcique, la difficulté va surgir.

Le médecin commence par assurer que la maladie n'est
pas grave, que c'est une simple indisposition, mais qu'il
faut agir vite, ne pas perdre une minute dans la crainte
qu'elle ne devienne pernicieuse. Il s'adresse à l'entourage,
appelle à son aide les bonnes volontés, les bons cœurs.
C'est alors que la plupart de ceux qui étaient accourus,
flairant la vilaine maladie, s'égrainent, s'éclipsent, et
de quinze qu'ils étaient tout-à-l'heure, à peine en reste-t-il
trois ou quatre; le médecin les place de chaque côté du
lit, *et en avant les frictions* aux pieds, jambes, cuisses
énergiquement *faites à la main*; et lui-même, habit bas,
donnant l'exemple, indiquant le procédé, s'occupe de la
poitrine, du cou, du ventre surtout où les frictions veulent être faites d'abord très doucement, comme dans le
rhumatisme abdominal, n'appuyer que graduellement
pour arriver à la friction énergique, et dans le sens des
muscles droits, obliques, transverses; masser les hypo-
condres. Ces actions de frottement, de pression, etc.,
doivent être faites, au début surtout, toutes les deux ou
trois minutes et durer autant; elles calment sûrement
les douleurs et régularisent la respiration; mais il ne
faut pas se lasser de les faire, en les espaçant toutefois à

mesure que les rémissions durent davantage, souvent pendant quatre, six, huit heures, jusqu'au calme complet et définitif.

Mais l'amélioration de l'état du malade ne s'obtient pas sans fatigues ; à un moment il est impossible d'y tenir, surtout en été ; la fenêtre est grande ouverte, ne laisse entrer que de l'air chaud ; les assistants transpirent péniblement. Cependant au cours de toute cette agitation on cause, on envoie prévenir des amis, des camarades ; d'ailleurs la nouvelle s'est répandue dans le quartier ; le médecin a envoyé chercher de l'eau phéniquée, de la poudre de camphre en grande quantité et on en répand à foison dans la chambre, les pièces adjacentes, les corridors, l'escalier. Il est bien rare qu'au bout d'une heure ou deux, même plus tôt, les gens n'arrivent en nombre plus que nécessaire, car les dévoués ne manquent pas dans la classe pauvre, ouvrière ; alors le médecin peut remplacer les fatigués, et mettre à l'œuvre les nouveaux venus ; il fait nettoyer le plus possible l'appartement, enlever et plier tout ce qui encombre, changer les linges, etc., bref il a pu fixer son choix parmi tous ces braves gens, car il ne peut pas s'éterniser auprès du malade ; et il faut de toute nécessité qu'il puisse compter absolument sur une au moins des personnes, pour que ses prescriptions soient rigoureusement exécutées, car il a encore à lutter contre une difficulté, la plus sérieuse de toutes : *la soif.*

En effet, dès les premières heures des frictions, les déjections, les vomissements cessent, les autres symptômes s'amendent, la peau s'assouplit, les douloureuses convulsions musculaires deviennent de moins en moins fréquentes, la chaleur revient ; et au bout de quatre heures environ il est rare que le pouls ne se soit relevé, ne se compte bien ; l'algïdité a disparu, la respiration est régulière excepté pendant les réminiscences des crampes, d'ailleurs de plus en plus rares ; le facies moins contracté, moins sombre, les orbites moins creux, les orbiculaires reprenant leur tonicité, les conjonctives, le nez, la bouche sont moins secs, la langue s'assouplit, est tiède ainsi que l'expiration ; le malade peut enfin supporter le décubitus dorsal et aussi une légère couverture sous laquelle s'entretient une douce moiteur et fait quelques petits sommeils réparateurs.

Mais *l'altération* est toujours formidable et la cyanose persiste ; et pour nous servir d'une expression triviale, *la soif* est le clou de la situation, la grande difficulté.

Dès son arrivée auprès du malade, le médecin a dû proscrire toutes boissons, même médicamenteuses, il a fait emporter hors de la vue du patient, verres, carafes, bouteilles, tout vase contenant ou pouvant contenir du liquide ; et il veille à ce que son ordre soit sévèrement exécuté, malgré les suppliques et même les objurgations du malade ou des assistants ; car le succès du traitement dépend de cette règle absolue : *ne rien donner à boire.*

En effet, à partir de l'observation de cette règle, les vomissements cessent ; et j'affirme de par trente années d'expérience et plus, que ce moyen ne m'a jamais fait défaut et qu'il n'existe remède aussi puissant, aussi radical, non seulement pour le choléra, mais pour tout autre maladie, où il faut arrêter le vomissement.

Donc *abstinénce absoluè*, telle est l'indication capitale dans le traitement du choléra, et ce n'est pas sans lutter que le médecin obtient l'observance de cette rigueur. Le malade est comme martyrisé par ce symptôme : *la soif*, infiniment plus que par tout autre ; à tout instant il demande à boire, de sa voix sépulcrale ; il crierait s'il le pouvait, il gémit, il pleure sans larmes, tour à tour il implore, injurie, supplie; son entourage finit par sympathiser, s'apitoyer, s'émouvoir; on murmure contre l'impassibilité sévère du médecin :

Si on lui donnait un peu de limonade bien fraîche, une cuillerée seulement ?

Il paraît qu'il y a pour cela des remèdes excellents chez les pharmaciens; si on allait lui chercher une potion? etc. Mais le médecin sait par expérience que la moindre infraction serait fatale; sans doute il ressent de la pitié pour ce malheureux, mais il reste inexorable devant sa souffrance, au même titre que devant celle d'une parturiante qui réclame à grands cris l'application intempestive du forceps; alors il s'efforce de rassurer, de ramener la confiance, la résignation, en faisant remarquer tous les signes d'une amélioration progressive, et ne quitte le malade que lorsqu'il s'est assuré que l'on sera fidèle à ses prescriptions.

Quand le médecin revient, il y a quinze à seize heures que l'attaque de choléra s'est déclarée; il trouve son malade bien mieux; en effet, il a dormi, le pouls se soutient, la moiteur faible persiste, le facies s'est éclairé, la voix se ranime, et ce qui est surprenant, la soif se fait moins impérieuse; le malade est-il sauvé? Pas encore; la cyanose est encore manifeste.

Cependant l'heure du répit a sonné; le médecin permet au malade d'absorber une cuillerée à soupe, entendez bien, *une cuillerée* à soupe d'eau fraîche, ou mieux, d'eau minérale de Vichy ou de Vals; on attendra deux heures; si aucun accident ne survient, on renouvellera la dose, puis toutes les heures; au bout de cinq à six heures on la doublera, on y ajoutera même un peu de lait bouilli; toujours à condition que la tolérance soit parfaite. Enfin,

lorsqu'il y a trente heures que les accidents cholériques
ont débuté, on permettra dix cuillerées à soupe de bouillon
complet, c'est-à-dire aromatisé avec de l'ognon brûlé,
mais alors chaud et légèrement dégraissé ; par dessus, on
permettra deux cuillerées à potage de vin rouge ordinaire mouillé de quatre cuillerées d'eau, et on attendra
quatre heures avant de renouveler le bouillon ; s'il est
bien supporté, on pourra récidiver dans le même espace
de temps en augmentant progressivement la quantité.

Ordinairement on en est au troisième jour plein de la
maladie ; mais alors l'altération a disparu, car dans l'in-
tervalle des bouillons on a dû donner de l'eau de Vichy
ou de Vals plein un verre à Bordeaux, d'eau minérale à
discrétion.

La cyanose tend à disparaître ; depuis longtemps déjà le
pincement de la peau ne laisse plus de traces, la miction
s'est faite, quelquefois aussi la défécation, le sommeil
est bon, durable, la transpiration *(défervescence catarrhale)* se maintient, car il faut avoir soin de tenir le
malade toujours un peu couvert, même s'en plaindrait-il,
et malgré la température élevée de l'atmosphère. Il va
sans dire que l'on a continué l'usage très large de l'eau
phéniquée et du camphre, et qu'on devra le continuer
encore très longtemps. Enfin, le malade a pris de l'ap-
pétit, trouve tout bon, digère parfaitement ses deux ou
trois repas légers par jour, bref il est guéri du choléra.

Il n'y a plus dans la presque totalité des cas qu'à sur-
veiller la convalescence, qu'à remplir quelques indications pour éviter surtout l'anorexie, la dyspepsie, car il
faut toujours tenir grand compte de ce que ce sont les
voies digestives qui ont servi de champs de bataille. La
convalescence des cholériques, sous ce rapport, rappelle
surtout celle des intoxiqués gravement.

Toutefois s'agit-il d'un malade à tempérament faible, ou présentant des prédispositions qui tiennent de l'âge, du sexe, des habitudes, du *modus vivendi*, d'antécédents, etc., la convalescence ne se présente pas dans des conditions aussi favorables. Chez ces convalescents du choléra, il ne faudrait pas s'étonner que les phénomènes de réaction restent équivoques, que les intestins gardent encore l'éruption dothiénentérique et contiennent des liquides, des matières à ferments, des schizomycètes ; de là une fièvre que le thermomètre marque les premiers jours entre 38°5 et + 39° pour arriver, du troisième au cinquième jour, aux environs de + 40 ; les forces restent prostrées, la céphalée, le retour de l'altération, un peu de météorisme, avec pression de crin, presque douloureuse, au-dessus de l'une ou des deux fosses iliaques et, surtout le facies dénoncent la fièvre infectieuse : typhoïde secondaire. Du reste, le traitement est le même : les antithermiques, les antiseptiques, la quinine, le calomel surtout ; et toujours tenant compte du surmenage, du mauvais état des voies digestives, la *médication hypodermique* est de rigueur ; bien appliquée, avec des liquides injectables, elle ne doit jamais être douloureuse ni suivie d'accidents ; elle agit mieux, plus vite et plus sûrement que toute autre ; la maladie doit être jugulée dès les premiers jours du second septénaire.

II

J'ai pris pour exemple à ma démonstration un cas de
choléra, celui le plus grave, évoluant au milieu des plus
mauvaises conditions ; heureusement cet exemple n'est
pas toujours la règle ; aussi le rigorisme de mon traitement se graduera selon les cas légers, moyens ou forts.

Quand le catarrhe gastro-intestinal débute par la
diarrhée simple, de couleur et de consistance équivoques, l'ipéca est souverain ; pris de bon matin, vers
trois ou quatre heures, le quart de la dose vomitive
tout au plus, en cachet avalé avec quelques gorgées d'eau,
se rendormir aussitôt que possible ; avoir le soin de ne
rien prendre jusqu'à onze heures ou midi ; ne pas vomir
vaut mieux. Le jour même on éprouve l'efficacité du
remède, car les selles deviennent tout de suite couleur
chrome, le lendemain elles sont moulées, normales. Si
la diarrhée reparaît, ce qui arrive assez souvent, on
recommencerait un jour, deux, trois et plus, jusqu'à la
réussite complète, soutenue, ce qui est indubitable dans
le catarrhe intestinal simple.

Si ce moyen aidé d'un régime approprié faisait défaut,
c'est que le catarrhe est doublé d'un épiphénomène à
génie sporadique qui constitue la diarrhée prémonitoire
du choléra, ce qui se reconnaît à la couleur équivoque des
selles, leur odeur nauséabonde ; aux tranchées, au té-
nesme, aux douleurs, parfois à de légères crampes, à la
bouche mauvaise, à l'inappétence, etc., etc. L'opium
répond à ces indications ; le laudanum pris en quart de
lavement après chaque selle, et ne pas craindre d'arriver

en peu d'heures à de hautes doses, de dix à quarante gouttes et plus. Il y a mieux que cela encore, surtout si l'on soupçonne beaucoup de gaz dans les voies digestives, absorber, après chaque crise douloureuse du ventre, de deux à six gouttes de laudanum dans un verre à liqueur de ce vieil élixir de santé de Bonjean : le meilleur, le plus riche composé des parégoriques. Mais si ce moyen au bout de dix ou douze heures n'a pas enrayé net les accidents, surtout en temps d'épidémie, et que de plus, à la diarrhée dite prémonitoire, s'adjoignent des nausées, oh, alors il n'y a pas à hésiter ; quand même le choléra n'aurait pas encore paru dans la localité, il faut tout de suite avoir recours au traitement que j'ai indiqué: frictions, quand même il n'y aurait encore ni crampes vives ni réfrigération ; et avec les frictions se soumettre à l'abstinence sévère, absolue plus ou moins de temps: six heures en moyenne, et l'on supportera le traitement d'autant plus facilement que la soif est beaucoup moins intolérable; d'ailleurs on graduera, on modifiera ce traitement selon les circonstances, les milieux, les positions sociales des malades et particulièrement selon les rapports de l'action à la réaction.

III

J'ai dit en commençant que l'on était parvenu aujourd'hui à perdre moins de cholériques qu'autrefois, grâce aux progrès de la science, de l'hygiène surtout, et que j'avais l'espoir, si ce n'est une présomption, que l'on obtiendra encore plus de guérisons par mon mode de traitement diététique. Ce mode est dur, difficile souvent à appliquer; pour moi, il est toujours urgent, indispensable et d'une efficacité plus certaine que tout autre. L'expérimentation jugera.

Mais je croirais manquer à un grand devoir, ayant fait des recherches sur tous les traitements anti-cholériques, si je ne signalais un mode encore trop peu expérimenté de traitement qui a donné à son auteur des succès tels, qu'il n'hésite pas à affirmer qu'il n'y a pas en médecine de maladie plus facile à guérir, que le choléra, sauf à la période ultime. (A. Drouet : *Du Collodion riciné comme agent de calorification générale.* J.-B. Baillière et fils, 1869, Paris.) Œuvre très intéressante et instructive à lire.

Pour le docteur Drouet, le choléra est une névrose vaso-motrice centrale, abdominale, paralytique. L'application du collodion sur le ventre, inciterait des actions réflexes interverties entre la surface abdominale et la muqueuse intestinale, d'où résulterait la cessation du catarrhe intestinal, de la diarrhée, une récalorification partielle d'abord, générale ensuite, et enfin l'apparition des sueurs *(défervescence catarrhale).*

Eh bien ! pourquoi ne pas combiner les deux modes de traitements : celui si simple, si pratique du docteur Drouet avec le mien très simple aussi, moins expéditif peut-être, mais très sûr, surtout avec le régime diététique.

On ne saurait posséder trop d'armes pour combattre le fléau choléra ; à vous de choisir, chers confrères, la mienne ou tout autre : celle qui vous fera vaincre. Votre courage, votre dévouement vous feront toujours bien mériter de l'humanité.

Montpellier, 30 Septembre 1892.

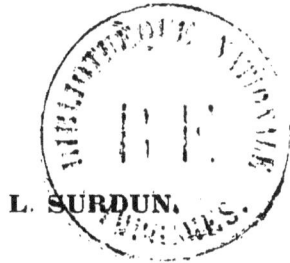

L. SURDUN.

www.ingramcontent.com/pod-product-compliance
Lightning Source LLC
Chambersburg PA
CBHW050436210326
41520CB00019B/5948